AF321285

# APPAREIL DE SUSPENSION

## pour le transport des blessés ou malades

### DES DOCTEURS

## A. BRÉCHOT,

Médecin du Lycée Hoche (Versailles)

ET

## M. DESPREZ,

Médecin en Chef de l'Hôtel-Dieu (Saint-Quentin)

### A RESSORTS COMPENSATEURS DESPREZ

### APPLICABLE

## AUX WAGONS, VOITURES

### *BATEAUX, NAVIRES,*

### A LA FORMATION D'AMBULANCES ET D'HOPITAUX D'ISOLEMENT

## PAR A. BRÉCHOT

1891

Versailles. — Imprimerie MANCEAU, rue Hoche, 21.

APERÇU ET DESCRIPTION SOMMAIRE

DE

# L'APPAREIL DE SUSPENSION

## pour le Transport des Blessés

DES DOCTEURS

### BRÉCHOT & DESPREZ

Avant d'entreprendre la description de notre appareil; avant de passer en revue les avantages qu'il réalise et les différentes applications auxquelles il se prête; je crois utile d'indiquer le but que nous avons cherché à atteindre pour que notre appareil réunisse toutes les conditions qui selon nous sont indispensables à un bon appareil pour le transport des blessés.

Ces conditions sont, du reste, celles demandées par les commissions nommées par M. le Ministre de la Guerre et avec qui nous avons eu l'honneur de faire, à différentes reprises, des essais de notre appareil. Commissions dont M. le Directeur du Service de Santé, M. le Médecin inspecteur DUJARDIN-BEAUMETZ était le président.

**But de l'appareil.** — Notre but a été :

1º De créer un véritable lit d'hôpital à plusieurs étages, qui puisse se *poser partout pour la formation d'ambulances et d'hôpitaux d'isolement;* assez rigide pour être utilisé *dans les wagons à marchandises, sans prendre aucun point de fixation sur les parois,* et propre même au transport des blessés ou malades *dans toutes les voitures de réquisition;*

2º De laisser entièrement *libre l'accès auprès des personnes couchées dans ce lit;* de façon à les soigner aussi facilement que dans tout autre lit d'hôpital.

3º De supprimer ou d'atténuer beaucoup, *à l'aide d'une suspension très douce, les secousses et trépidations* qui se produisent dans tout espèce de véhicule en marche, pour diminuer la fatigue et la souffrance des malades.

4º De donner à l'appareil une hauteur et une largeur telles, qu'il puisse se placer *dans tout wagon à marchandises* en laissant, entre les deux rangées d'appareils, *d'un bout à l'autre du wagon ou du train un passage assez large* pour que les médecins et infirmiers circulent librement.

5° De permettre un *chargement facile.*

6° De donner à l'appareil, en le repliant lorsqu'il ne sert pas, des dimensions assez restreintes pour rendre commodes l'enmagasinage et le transport

7° Enfin d'obtenir un mode d'ouverture et de fermeture *des plus rapide et assez simple pour qu'il n'y ait, pour ainsi dire, aucun apprentissage à faire.*

---

## DESCRIPTION

**Description générale.**

L'appareil a, comme un lit d'hôpital, la forme d'un parallélipipède rectangle, sa largeur de 0^m 88^c et sa longueur de 1^m 80^c.

Il se compose de 4 colonnes A, B, C, D (fer en └──┘), formant chacune l'un des quatre angles du lit.

L'extrémité inférieure de ces colonnes est garnie d'un petit socle qui repose sur le sol.

Les deux colonnes de tête A, B sont, comme les deux colonnes de pieds C, D unies solidement entre elles par des barres dormantes horizontales E, F, G en forme de T à leurs deux extrémités qui sont rivées sur les colonnes (fig. 1).

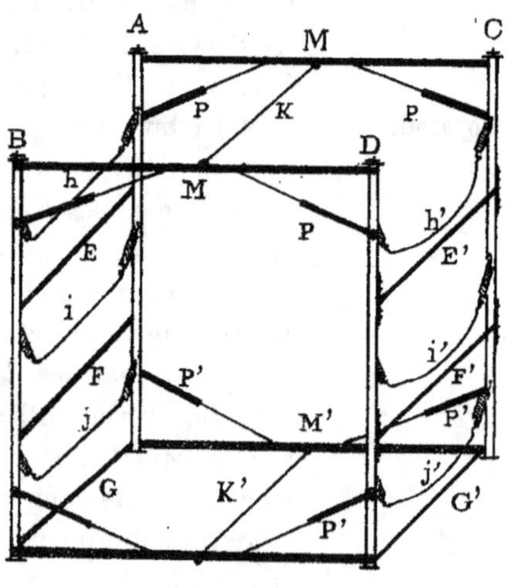


*Fig. 1*

Ces barres appelées *barres de sureté* servent en même temps, à prévenir au cas de rupture d'une des pièces de la suspension, toute chute d'un brancard supérieur sur celui qui est placé au-dessous.

Chaque colonne de tête est, en outre, reliée en haut et en bas à la colonne de pieds correspondante par deux compas M, M', à charnière en leur milieu et dont chaque extrémité a son axe d'articulation sur l'une des colonnes.

Ces compas, au nombre de quatre, sont maintenus tendus, lorsque l'appareil est ouvert par des jambes de force p. p'.

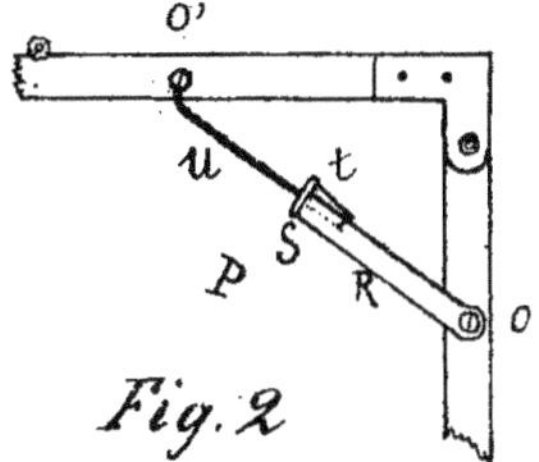


Fig. 2

Ces jambes de force sont composées de deux parties :

1° L'une qui a son axe d'articulation, en O, sur la colonne, est formée par un tube R, muni à son extrémité libre d'une douille S, sur laquelle s'articule un crochet mobile t. L'extrémité libre de ce crochet d'arrêt s'engage, lorsque la jambe de force est tendue, dans une ouverture percée dans le tube R (fig. 2).

2° L'autre moitié de la jambe de force U est formée par une barre de fer rond, qui a son axe d'articulation sur la branche correspondante du compas en O'.

Le lit est-il fermé, chacune des barres de fer U plonge entièrement dans son tube.

Ouvre-t-on le lit, chaque barre de fer U, U', etc., sort de son tube jusqu'à ce que le compas soit entièrement tendu.

Ces barres sont alors maintenues dans cette position extrème par les crochets t qui s'engagent dans l'ouverture pratiquée à la partie supérieure des tubes R (fig. 2).

Les deux compas du haut M sont réunis en leur milieu, par une traverse de fer K qui leur est perpendiculaire et leur sert d'axe.

Les deux compas du bas M' sont de même unis, en leur milieu, par la barre K' (fig. 1).

A son sommet chaque colonne porte une vis V munie d'un volant X.

La partie supérieure de chaque vis se termine par une portion cylindrique Z d'un moindre diamètre que celui de la vis et d'une hauteur de 3 centimètres environ.

A sa base cette partie cylindrique est limitée par une plaque Y (fig. 3).

Cette plaque a pour but de supporter, si l'on veut former une tente, soit une barre de fer P dont l'extrémité porte une ouverture qui embrasse la portion cylindrique Z, soit l'extrémité d'une traverse de bois simplement fendue.

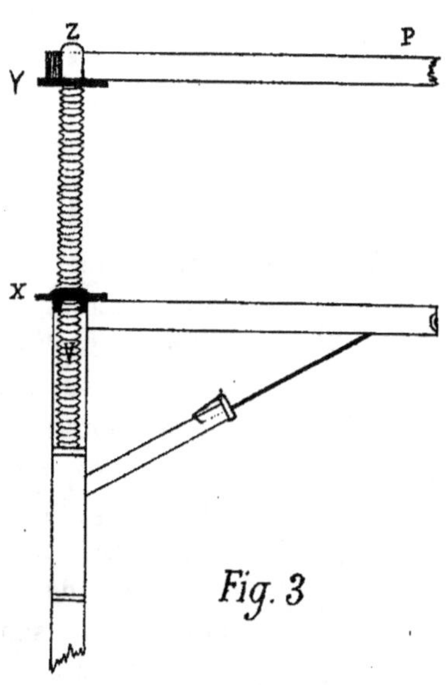



Fig. 3

Les vis ne doivent être utilisées que pour supporter et tendre la toile qui couvre l'ambulance.

Mettre les vis en contact avec le toit du wagon, c'est augmenter inutilement les trépidations de l'appareil et enlever à la suspension une partie de sa douceur.

Avec la vis relevée, la colonne devient partie intégrante du wagon et subit toutes les trépidations imprimées par la marche.

Sans la vis, la colonne d'acier trouve dans son élasticité le moyen d'adoucir et de neutraliser même une partie des trépidations.

Les quatre pieds donnent à l'appareil chargé assez d'adhérence sur le plancher pour empêcher tout glissement même dans les plus violentes secousses.

**Suspension.**

Trois barres droites horizontales h, i, j, séparées l'une de l'autre par des intervalles égaux, sont suspendues par des ressorts g, g' aux deux colonnes de tête A, B (fig. 4).

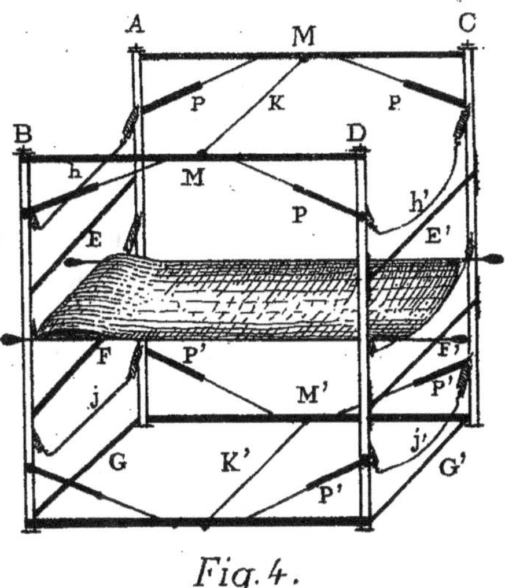

*Fig. 4.*

Trois autres barres concaves horizontales h', i', j', séparées l'une de l'autre par les mêmes intervalles que les précédentes, sont suspendues aussi par des ressorts aux deux colonnes de pieds D, C.

Sur les barres h, i, j, — h', i', j' se placent les brancards (fig. 4, le brancard du milieu est mis en place).

Les ressorts g, g', etc., employés pour suspendre les barres de support H, I, J, — H', I', J' sont des ressorts compensateurs du Docteur Desprez.

Ces ressorts sont composés :

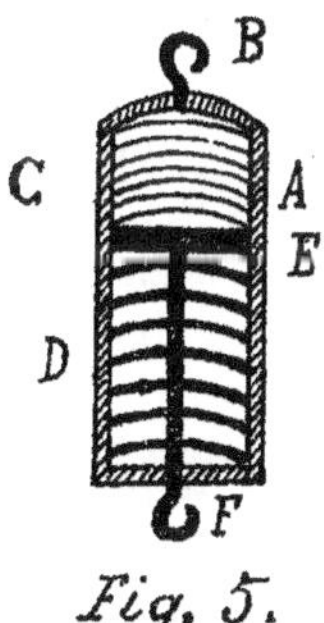

*Fig. 5.*

1° D'une gaîne métallique cylindrique A (fig. 5), munie à sa partie supérieure d'un crochet B qui permet de l'attacher à la colonne. La partie inférieure de cette gaîne est formée par une plaque qui laisse, en son milieu, passer la tige F.

2° De deux ressorts à boudins C et D superposés dans cette gaîne (fig. 5).

Le ressort supérieur C, plus faible, mais de même diamètre que le ressort D, se trouve compris entre le fond de la gaine et la cloison mobile E fixée à l'extrémité supérieure de la tige F.

Exerce-t-on une traction sur le crochet qui termine en bas la tige F, le ressort D se déprime, tandis que le ressort supérieur C agit simultanément en sens inverse.

Cette action simultanée et contraire des 2 ressorts rend le disque de séparation E pour ainsi dire flottant entre les deux ressorts et sert, en empêchant la détente brusque du ressort inférieur, à transformer tous choc ou trépidations en de simples ondulations.

**Volume.** Comme volume, l'appareil est très peu encombrant. Fermé il n'a que 0ᵐ 14ᶜ d'épaisseur

et 0ᵐ 88ᶜ de largeur.

Ouvert il a 1ᵐ 80ᶜ de longueur

et 0ᵐ 88ᶜ de largeur.

---

# MANŒUVRE DE L'APPAREIL

**Ouverture de l'appareil.** Quelques *secondes* suffisent à *deux hommes* pour ouvrir l'appareil s'ils en ont vu faire une fois la manœuvre.

Il faut: 1° Soulever les 4 crochets l, l', qui maintiennent l'appareil fermé.

2° Saisir solidement, à pleines mains, par leur milieu, l'un les colonnes de tête A, B, l'autre celles de pieds C, D et tirer jusqu'à ce que les 2 compas M' qui en bas réunissent ces colonnes, soient entièrement ouverts (fig. 1).

3° Se placer alors chacun d'un côté de l'appareil et soulever par leur milieu les compas M qui unissent en haut les colonnes de tête à celles de pieds (fig. 1). Continuer lorsque les compas sont ouverts à exercer *un effort en leur milieu, de bas en haut, avec la paume de la main, jusqu'à ce que, de l'autre main, on puisse engager les crochets l des jambes de force dans l'ouverture des tubes R.*

4° Exercer avec *le pied sur le milieu de chacun des compas du bas M' une pression suffisante pour les tendre de façon à entrer aussi les crochets l' des jambes de force inférieures P' dans l'ouverture des tubes* (fig. 1).

**Fermeture de l'appareil.** Pour plier l'appareil, faire la manœuvre inverse.

1° Appuyer, comme précédemment, le pied légèrement sur le milieu de chacun des compas inférieurs M' pour dégager les crochets l' des jambes de force P' (fig. 1).

2° Passer chacun ensuite un pied au-dessous de ces mêmes compas M' et en leur milieu, de façon à les soulever un peu.

3° Exercer, avec la paume de la main, sous les compas supérieurs M le même effort que dans la manœuvre d'ouverture, de façon à dégager les crochets t des jambes de force P.

Aussitôt les 2 compas se plient.

4° Modérer la fermeture des compas supérieurs M en saisissant d'une main la barre horizontale K qui les unit au milieu, en leur servant à tous deux d'axe d'articulation.

Soulever en même temps, du pied d'abord et de l'autre main ensuite la barre K' qui unit de même, en leur milieu, les compas du bas M' pour les faire se fermer proportionnellement à ceux du haut.

5° Lorsque les compas du haut M et ceux du bas M' sont en grande partie fermés, *chaque homme saisit par le milieu*, l'un la colonne de tête A et la colonne de pieds C, près desquelles il se trouve ; l'autre la colonne de tête B et la colonne de pieds D et les rapproche pour achever entièrement la fermeture de l'appareil.

6° Mettre les 4 crochets l, l', qui maintiennent l'appareil fermé (fig. 6).

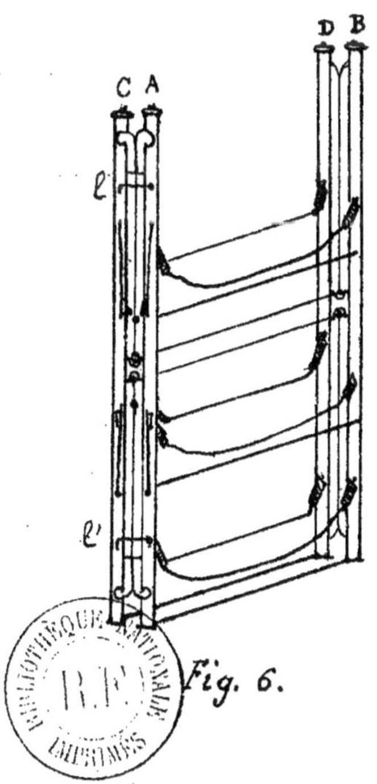


Fig. 6.

# CHARGEMENT



Le chargement est des plus simples et ne nécessite aucun apprentissage, si l'endroit dans lequel se trouve le lit est assez large pour permettre de passer des 2 côtés.

*Trois infirmiers suffisent.*

Les infirmiers 1 et 2 se placent au niveau des épaules du blessé et saisissent les hampes.

L'infirmier 3 se place aux pieds et saisit les poignées du brancard.

Au commandement « Enlevez » ils soulèvent le brancard et les infirmiers 1 et 2 viennent en placer la tête sur la traverse de support la plus basse J' destinée à porter les pieds (fig. 7).

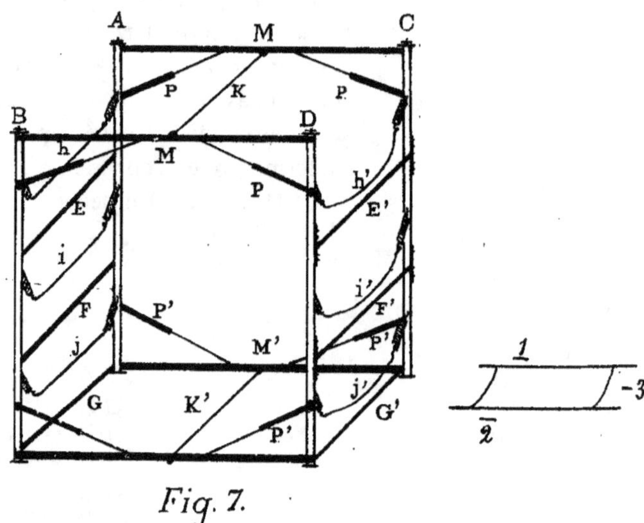


*Fig. 7.*

Puis passant chacun en dehors des colonnes C, D pour se placer sur les côtés du lit, ils reprennent le brancard et viennent en poser la tête sur la traverse J destinée à la porter.

Les pieds du brancard doivent se trouver en dehors des traverses de support J, J'.

Le chargement des deux étages supérieurs s'effectue de la même manière.

**Combien un wagon peut contenir de lits.**

Les wagons qui ont moins de 6 mètres de longueur contiennent quatre appareils c'est-à-dire 12 hommes (fig. 8).

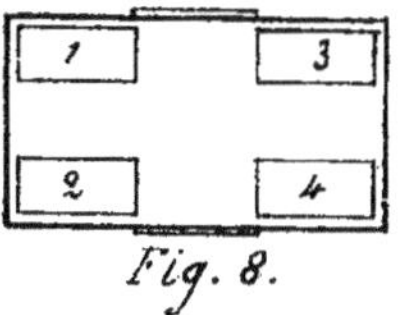

*Fig. 8.*

Les wagons de 6 mètres peuvent contenir cinq appareils ou 15 hommes, sans que le service y soit nullement gêné (fig. 9).

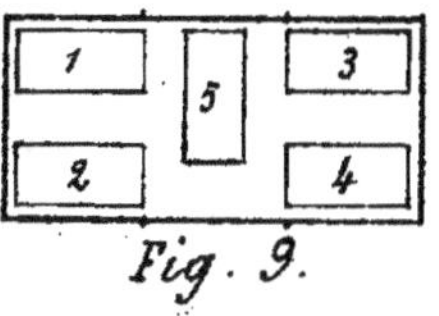

*Fig. 9.*

**Chargement dans les wagons.**

*Un quatrième infirmier est nécessaire pour faire le chargement d'un wagon.*

Ici en effet pour laisser un large passage, d'un bout à l'autre du wagon, entre les deux rangées d'appareils il faut les rapprocher des parois latérales du wagon; l'infirmier ne peut plus alors passer entre ces parois et les colonnes de l'appareil.

Le brancard étant introduit dans le wagon *la tête placée du côté de la paroi du wagon près de laquelle il doit se trouver,* les infirmiers 1, 2, 3 se placent comme précédemment, 1 et 2 au niveau des épaules du blessé, l'infirmier 3 aux pieds.

*Le quatrième se place en dedans de l'appareil contre la paroi du wagon, après avoir décroché l'extrémité de la traverse inférieure J' la plus rapprochée de la paroi du wagon et l'avoir rejetée sur le plancher contre l'autre côté de l'appareil; de façon à ce qu'il puisse se retirer lorsque le chargement sera fini* (fig. 10).

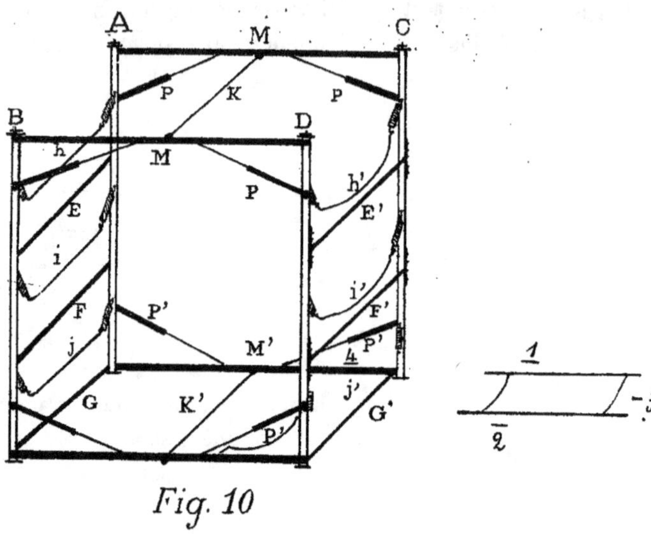

Fig. 10

Au commandement « Enlevez » les 3 premiers infirmiers font, comme précédemment, franchir les pieds de l'appareil à la tête du brancard et et le posent sur le plancher du wagon.

*L'infirmier 1 n'a dès lors plus rien à faire.* Les infirmiers 4 et 2 prennent la tête du brancard et vont la placer sur la traverse J comme nous l'avons vu plus haut.

Le chargement des deux étages supérieurs s'effectue de même.

Lorsque l'appareil est entièrement chargé l'infirmier 3 *rapproche les pieds du brancard inférieur de la colonne opposée à celle qui est près de la paroi du wagon, soit ici de la colonne D,* et l'infirmier 4 se dégage facilement.

L'infirmier 3 soulève alors les pieds du brancard, pendant que l'infirmier 4 raccroche l'extrémité de la traverse de support J' pour qu'elle reçoive le brancard.

A-t-on à charger un wagon excessivement court. *On n'ouvre tout d'abord que les deux appareils placés contre la paroi du wagon opposée au quai d'embarquement et on en effectue le chargement.*

On ouvre ensuite les 2 autres appareils et on les charge *en introduisant les brancards obliquement, du quai d'embarquement dans l'appareil, sans les poser dans le wagon comme on le fait ordinairement* (fig. 11).

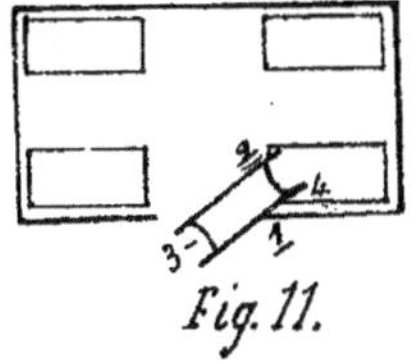

*Fig. 11.*

**Déchargement d'un wagon.**

*L'infirmier 3 soulève les pieds du brancard qu'il rapproche de la colonne la plus éloignée de la paroi du wagon. L'infirmier 4 décroche l'extrémité de la traverse de support la plus rapprochée de la paroi du wagon et va prendre entre la paroi du wagon et les brancards la place qu'il occupait pour le chargement.*

Les infirmiers 2 et 4 reprennent le brancard *supérieur* à hauteur de l'épaule et le soulèvent pendant que l'infirmier 3 soulève les pieds.

Ils sortent le brancard de l'appareil.

Lorsque la tête du brancard arrive au pied de l'appareil, l'infirmier 1 reprend la hampe à la place de l'infirmier 4 et ils descendent le brancard.

Il en est de même pour le second brancard et pour celui du bas.

# APPLICATIONS DIVERSES

**Applications.**

Cet appareil est un lit d'hôpital qui s'ouvre et se plie à volonté.

Plié il occupe un petit volume.

Ouvert il peut recevoir trois hommes et présente une grande rigidité.

Ce lit se pose partout dans une école, une grange, etc., etc. pour former des ambulances.

**Ambulances en plein air.**
**Hôpitaux d'isolement.**

Pour former des ambulances en plein air ou des hôpitaux d'isolement pendant une épidémie, il suffit de grouper en ligne un certain nombre d'appareils et de les recouvrir d'une toile qui fixée au sol, comme celle d'une tente, reçoit la tension et l'inclinaison nécessaires pour l'écoulement des eaux, des deux vis d'un même coté de chaque appareil (fig.12).

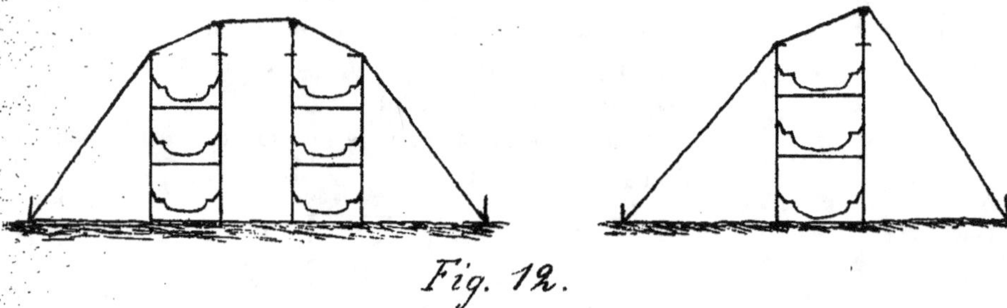

Fig. 12.

**Wagons.**

L'appareil s'adapte à tous les types de wagons de chemins de fer.

**Voitures**

Il se place facilement dans les voitures et permet de transporter les blessés en les atténuant énormément les secousses.

Dans une charette ordinaire se place *un appareil qui porte trois hommes.*

Dans une longue charette ou un chariot se *placent deux appareils, c'est-à-dire six hommes.*

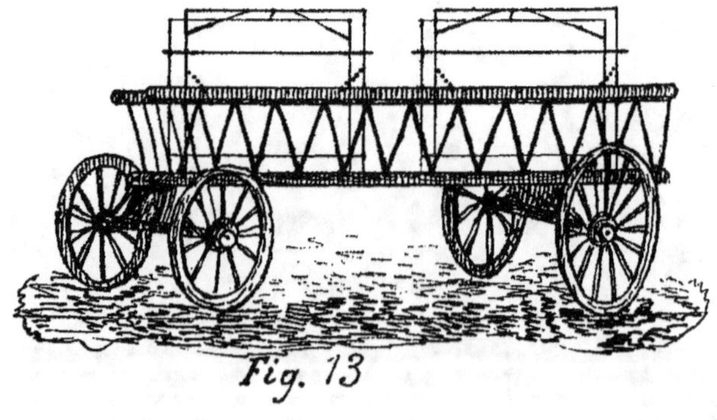

Fig. 13

Les appareils doivent être assujettis par quatre cordes, allant chacune d'une colonne à la paroi la plus rapprochée de la voiture et dirigée un peu obliquement de haut en bas et vers le milieu de l'appareil ainsi que l'indique le pointillé de la figure 13.

Ils peuvent être assujettis ainsi à des traverses de bois passées entre les ridelles.

**Bateaux.** L'appareil se pose dans les bateaux à fond plat, comme dans une piéce quelconque.

**Navires.** Munis d'une toile ou d'un filet comme celui d'un hamac, qui tiendraient lieu des brancards ces lits dans les navires remplaceraient, avec grand avantage, les cadres de bois placés dans les entreponts pour le transport des hommes.

Ils auraient, sur ces derniers, l'immense avantage d'être moins encombrants, de laisser circuler l'air, et enfin de permettre un *nettoyage facile des entreponts et la désinfection complète s'il s'était produit quelques cas de maladies contagieuses.*

Pour *nettoyer ou désinfecter complètement avec les cadres de bois,* qui sont des constructions fixes, il faudrait les démolir entièrement ce qui nécessiterait un travail considérable et une grande dépense.

Pour *nettoyer ou désinfecter complètement avec ces lits de fer* il suffit de les replier et de les enlever. J'ajoute en outre que ces lits tout en fer sont d'une désinfection facile.

**Essais.** Voulant réduire autant que possible ce petit travail; je résumerai tous les essais qui ont été faits en disant que cet appareil a reçu l'approbation de la Commission supérieure présidée par le Directeur du Service de Santé, le Médecin Inspecteur, DUJARDIN-BEAUMETZ.

**Résumé.** En résumé, l'appareil des Docteurs BRÉCHOT et DESPREZ présente les qualités suivantes :

1º Rapidité d'ouverture et de fermeture.

2º Facilité du chargement.

3º Suspension individuelle et très douce.

4º Installation prompte sur tout terrain plat pour la formation d'ambulances ou d'hôpitaux d'isolement.

5º Application à tous les wagons, sans la moindre détérioration des parois.

6° Application facile à toutes les voitures, sans aucun préparatif — il suffit de quatre bouts de corde.

7° Application aux bateaux à fond plat.

8° L'application aux navires en permet le nettoyage et la désinfection, ce qui est impossible sans démolir les cadres en bois sur lesquels couchent les hommes.